Hauterkrankungen bei Kindern

Hilfe bei Hautausschlägen und Hautveränderungen

Dr. Claudia Berger

IMPRESSUM

Hauterkrankungen bei Kindern

Hilfe bei Hautausschlägen und Hautveränderungen

Von Dr. Claudia Berger

ISBN-13: 978-1497313453

ISBN-10: 1497313457

Autor: Dr. Claudia Berger

Verlag: JoelNoah S.A.

Kontakt: info@joelnoah.com

Vorgeplänkel

Die in diesem Buch veröffentlichten Inhalte und Ratschläge wurden vom Verfasser sorgfältig und nach bestem Wissen und Gewissen erarbeitet. Eine Haftung des Verfassers oder des Verlages für Personen-, Sach- und Vermögensschäden ist dennoch ausgeschlossen.

Der Autor distanziert sich ausdrücklich von Textpassagen, die im Sinne des § 111 StGB interpretiert werden könnten. Die entsprechenden Informationen dienen dem Schutz des Lesers. Ein Aufruf zu unerlaubten Handlungen ist nicht beabsichtigt.

Sämtliche Angaben, Quellen, Referenzen und Anschriften wurden sorgfältig recherchiert. Im Laufe der Zeit können sich jedoch unerwartete Änderungen ergeben, sodass keinerlei Haftung oder Gewähr übernommen werden kann.

INHALT

Einleitung

Die Haut von Babys und Kleinkindern ist besonders empfindlich und der Organismus ist den Angriffen von außen oft schutzlos ausgesetzt. Eine gesunde Haut schützt vor schädlichen Umwelteinflüssen und vor eindringenden Krankheitserregern, deswegen ist es besonders wichtig diese täglich bei Kindern zu kontrollieren.

Die Haut hat vielfältige Aufgaben unter anderem registriert sie Kälte und Wärme, Druck und Schmerz sowie feinste Berührungen oder auch geringste Luftveränderungen.

Unsere Haut besteht aus den unterschiedlichen Schichten, jede hat ihre eigene Aufgabe. Die Oberhaut und die Lederhaut sorgen dafür, dass Wasser abgewiesen wird, diese Schicht ist fest und elastisch. Das lockere Bindegewebe liegt unter dieser Hautschicht, die hier eingelagerten Fettpölsterchen sind Stoßpuffer, Energiespeicher und Kälteschutz zugleich.

Da die Haut von Babys und Kleinkindern sich noch nicht vollständig an unsere Umwelt anpassen konnte, gerät sie viel leichter aus dem Gleichgewicht als bei uns Erwachsenen. Hierbei ist festzustellen, dass bestimmte Hautkrankheiten jeweils in einem bestimmten Alter besonders häufig auftreten. Nach der Geburt und im Säuglingsalter treten z. B. sehr häufig Neugeborenenakne, Milien, Dermatitis, Hitzepickel und Neurodermitis auf. Außerdem können farbige Hautveränderungen nach der Geburt sichtbar werden wie Storchenbiss, Feuermal und Hämangiom, durch angehäufte Farbpigmente kann es zu Steiß-, Mongolen- und Leberflecken kommen.

Kleinkinder und Kinder hingegen leiden oft an Infektionen der Haut, die durch Bakterien oder Viren verursacht werden. Hierzu zählen unter anderem Abszesse, Furunkel und Karbunkel.

Infektionskrankheiten wie Masern, Windpocken, Mumps, Scharlach, Röteln und das Dreitagefieber werden ebenfalls durch Eindringlinge hervorgerufen und können sich auf der Kinderhaut bemerkbar machen.

Allergien, Pilze, Warzen aber auch Schuppenflechte sind häufig anzutreffen, da das Immunsystem von Kindern noch nicht ausgereift ist.

Sobald der Kontakt zu anderen Kindern im Kindergarten oder in der Schule stattfindet, sind Hauterkrankungen hervorgerufen durch Läuse, Flöhe, Milben und Co. ein lästiges Übel.

Erkrankungen am Auge gehen oft mit Hautproblemen einher, Bindehautentzündung, Gerstenkorn und Lidrandentzündung seien hier genannt.

Dieser Ratgeber bietet übersichtlich und leicht verständlich Rat und Hilfe zu den häufigsten dermatologischen Krankheitsbildern bei Babys, Kleinkindern und Kindern. Das Buch hilft zu entscheiden, wann die Naturheilkunde die bessere Wahl ist und wo die Schulmedizin zwingend notwendig ist. So können Sie erkennen, wann sie ihr Kind noch mit Hausmitteln selbst kompetent behandeln können oder wann es Zeit wird, zum Kinderarzt zu gehen.

Hautausschläge und Pickel

Die Haut eines neugeborenen Kindes ist sehr anfällig für Ausschläge und Pickel. Die meisten sind harmloser Natur und verschwinden von alleine. Am häufigsten kann man folgende Hautauffälligkeiten nach der Geburt finden:

Milien

Kleine, weiche und weißfarbige Erhebungen zeigen sich vor allem im Gesicht. Es sind winzige Zysten, die bei der Reifung der Talgdrüsen entstehen und nach ca. 4-6 Wochen ohne Behandlung zurückgehen. Fast die Hälfte aller Neugeborenen leidet darunter.

Neugeborenenakne

Wie beim Jugendlichen kommt es an Wangen, Stirn und Kinn zu einem Ausschlag. Verursacht wird der Ausschlag durch die mütterlichen Hormone, die auf das Baby im Mutterleib eingewirkt haben, sie regen die Talgdrüsenproduktion des Kindes an. Nach ca. 4-6 Wochen heilt der Ausschlag ab. Um den Heilungsprozess zu beschleunigen, kann etwas Muttermilch auf den Ausschlag geträufelt werden. Nur bei einem sehr starken Ausschlag sollte ein Kinderarzt aufgesucht werden.

Neugeborenenexanthem

Beim Neugeborenenexanthem kommt es zu kleinen Bläschen, die mit einer klaren Flüssigkeit gefüllt sind und von einem roten Hof umgeben sind. Das Exanthem entsteht durch den Wegfall des Schwangerschaftshormons. Innerhalb weniger Tage bildet es sich ohne spezielle Therapie zurück.

Hitzepickel

Bei einem Wärmestau durch Kleidung oder bei äußerer Hitze verstopfen die Schweißdrüsen des Neugeborenen besonders schnell, da ihre Ausführungsgänge klein sind. Es kommt zu kleinen roten Pickelchen. Das Baby sollte luftig gekleidet sein und sich an einem kühlen Ort aufhalten.

Windeldermatitis

Babys und Kleinkinder können ihre Ausscheidungen noch nicht kontrollieren und tragen daher meist Einweg-Windeln. Liegen diese eng an der Haut an, kommt keine Luft an die Haut. Das Einnässen bedingt in diesem Fall ein feucht-warmes Milieu, welches Bakterien den idealen Lebensraum zur Vermehrung verschafft. Die Bakterien zersetzen den Urin und als Stoffwechselprodukt entsteht Ammoniak. Ammoniak greift die Haut des Kindes an, infolge entstehen wunde, gerötete Stellen am Po und an den Oberschenkeln. Es können sich kleine Pusteln bilden und die wunde Haut sieht aus wie bei Schürfwunden.

Ärztlicherseits gilt es abzuklären, ob eine Windeldermatitis vorliegt oder ein Windelsoor, welcher durch Pilze hervorgerufen wird. Die Behandlung richtet sich nach der Diagnose. Eine Pilzinfektion wird mit antimykotischen Salben und somit anders behandelt als eine bakterielle Infektion.

Zur Vermeidung einer Windeldermatitis sollten Schutzhosen aus Papier verwendet werden, die nicht so eng an der Haut anliegen. Damit vermeidet man ein Wundscheuern. An Einmal-Schutzhosen sollte nicht gespart werden, nach dem Einnässen sollte die Schutzhose gewechselt werden. Der Baby-Po sollte schonend mit lauwarmem Wasser, am besten unter fließendem Wasser abgewaschen werden, anschließend sollte der Po trockengetupft werden, dies ist schonender als trocken reiben. Öltücher sollten zur Reinigung nicht verwendet werden. Sie enthalten meist Parfum oder Konservierungsstoffe, die Allergien auslösen oder fördern können. Zinkhaltige Pasten oder Mixturen können zur Pflege benutzt werden. Diese sollten jedoch nur dünn aufgetragen werden, damit die Haut noch atmen kann.

Die Windeldermatitis kann mit Umschlägen mit schwarzem Tee behandelt werden, wobei der Tee mindestens 10 Minuten ziehen sollte. Geeignet sind panthenolhaltige Salben. Homöopathisch kann Chamomilla in D30 gegeben werden, täglich 2 Globuli.

Farbige Hautveränderungen

Farbige Hautveränderungen kommen zustande einerseits durch fehlgebildete Blutgefäße, andererseits durch eine Ansammlung von Farbpigmenten. Einige Hautveränderungen verblassen mit der Zeit, andere verbleiben lebenslang. Durch fehlgebildete Blutgefäße kommt es zu Hautveränderungen wie **Storchenbiss**, **Feuermal** und **Hämangiom**, durch angehäufte Farbpigmente kommt es zu **Steiß-**, **Mongolen-** und **Leberflecken**.

Storchenbiss

Bei stärkerer Durchblutung werden Bereiche des Gesichts wie Augenlider oder Stirn sowie das Genick gerötet. Die Hautrötungen verschwinden meist nach einem Jahr, sie können aber auch länger bestehen bleiben. Einer Legende zufolge sind die Körperbereiche betroffen, an denen der Storch die Babys hält, wenn er sie bringt.

Feuermal

Ein Feuermal ist eine bleibende Hautveränderung. Es ist eine flache Hautregion, die sich rot bis violett verfärbt hat. Mit zunehmendem Alter kann diese Region dicker und knotig werden. Mittels Lasertherapie lässt sich ein Feuermal gut behandeln.

Hämangiom

Ein Hämangiom entsteht durch fehlgebildete Blutgefäße. Es handelt sich um einen erhabenen Fleck, der in 2 Varianten auftreten kann. Entweder hat er Ähnlichkeit mit einer Erdbeere oder er ist dunkler (bläulich-violett) und kavernös (gekammert). Beide Varianten sind entweder bereits bei der Geburt vorhanden oder bilden sich in den ersten Lebenswochen. Ab dem 18. Lebensmonat können die Hämangiome kleiner werden und sind dann bis zum 7. Geburtstag völlig verschwunden.

Eine Behandlung ist nur dann erforderlich, wenn sie sich nahe am Auge befinden und die Sicht des Kindes beeinträchtigen oder wenn sie die Atmung oder das Trinken beeinträchtigen. Ein Hämangiom kann mitunter häufig Blutungen auslösen oder stark wuchern, dann ist eine Behandlung erforderlich.

Mongolenfleck

Ein Mongolenfleck tritt meist bei Menschen dunkler Hautfarbe auf. Am Rücken oder Gesäß kommt es zu dunkelblauen oder grauen Flecken. In der Regel verblassen diese Flecken bis zum 4. Lebensjahr ohne eine Behandlung.

Leberfleck

Ein Leberfleck ist eine Ansammlung von dunklen Hautpigmenten. Sie sind unterschiedlich groß. Einige Leberflecke können bösartig werden. Zu erkennen ist es daran, wenn sie an Größe zunehmen, sich ihre Form ändert, sie sich entzünden, bluten oder anfangen zu jucken. In diesem Fall sollte ein Hautarzt konsultiert werden, der eine Gewebeprobe entnehmen kann und diese unter dem Mikroskop auf seine Bösartigkeit hin untersuchen kann.

Hauterkrankungen

Abszess / Furunkel / Karbunkel

Durch das Eindringen von Bakterien in die Schweißdrüsengänge bzw. entlang der Haarbalgdrüsen oder durch kleine Hautverletzungen können sich Abszesse bilden. Die verursachenden Bakterien sind meist Staphylokokken oder Streptokokken. Zunächst bildet sich ein kleines Bläschen mit einem roten Hof. Die Größe variiert zwischen erbsengroß und nussgroß. Dringen die Bakterien in tiefe Hautschichten vor, so spricht man von einem Furunkel. Bei einem Furunkel ist der gesamte Haarfollikel nebst umgebendem Gewebe entzündet. Es handelt sich um schmerzhafte und heiße Hautschwellungen. Ihre Farbe ist rot bis blaurot, ihre Konsistenz ist teigig oder prall. Bezüglich der Größe gibt es große Unterschiede, sie können stecknadelkopfgroß sein und bis hin zu der Größe einer Kinderfaust reichen.

Karbunkel sind mehrere Furunkel, die benachbarte Haarfollikel befallen, sie neigen zur Fistelbildung (kleine Hautrisse). Ein Karbunkel ist demzufolge noch größer, er ist schmerzhafter und birgt eine größere Sepsisgefahr (Gefahr einer Blutvergiftung).

Ein Abszess / Furunkel / Karbunkel sollte ärztlich behandelt werden. Der Arzt wird einen oberflächlich gelegenen Abszess spalten (öffnen) und gründlich desinfizieren, anschließend wird mit einer antibiotischen Salbe weiterbehandelt. Bei einem Furunkel wird Antibiotika zum Einnehmen verordnet werden, damit soll verhindert werden, dass der Infekt sich weiter ausbreiten kann. Größere Abszesse, Furunkel oder Karbunkel werden meist mit Zugsalbe behandelt. Zugsalben sind meist teerhaltig und bewirken ein Zusammenziehen und eine Abkapselung der Vereiterung. Unter Umständen muss der Abszess, Furunkel oder Karbunkel operiert werden.

Gute alte Hausmittel bei Abszessen und nicht zu tief liegenden Furunkeln ist die Rotlichtbestrahlung. Die entsprechende Stelle sollte mindestens 3-mal täglich für 10 Minuten bestrahlt werden. Diese Behandlung bewirkt die Reifung (Zusammenziehung und Abkapselung) des Abszesses bzw. des Furunkels. Oft öffnen sich die entzündeten Stellen dann von alleine.

Daneben kann der Heilungsprozess mit homöopathischen Mitteln unterstützt werden. Bei Abszessen hilft Belladonna in D30 und Sulfur in D6. Beide Präparate werden im täglichen Wechsel gegeben, jeweils 5 Globuli 3-mal täglich. Gibt das Kind stechende Schmerzen an, so hilft Apis mellifica in D4, dieses Präparat wird ebenfalls 3-mal täglich mit 5 Globuli verabreicht.

Bei Furunkeln gibt man Belladonna in D30 und Apis Mellifica in D4, jeweils 3-mal täglich 5 Globuli. Hat der Eiterungsprozess begonnen, gibt man Mercurius solubilis in D6, 3-mal täglich 5 Globuli.

Sinnvoll ist es nach Abheilung der Abszesse oder Furunkel, die Abwehrkräfte des Kindes zu steigern. Geeignete Präparate ist Silicea in D6 sowie Echinacea angustifolia in D2 jeweils 3-mal täglich 5 Globuli über einen längeren Zeitraum.

Phlegmone

Eine Phlegmone ist eine eitrige Infektionserkrankung von Weichteilen. Sie wird begleitet von Schmerzen, Fieber und einer Entzündungsreaktion am Ort des Geschehens. Die Erreger der Phlegmone sind hauptsächlich Bakterien, Staphylococcus aureus, aber auch Streptokokken kommen in Betracht. Sie dringen durch kleine Hautverletzungen in den Körper ein. Das allgemeine Wohlbefinden ist beeinträchtigt, gefährlicher ist aber die diffuse Ausbreitung der Entzündung. Sie kann umliegendes Körpergewebe zerstören und bei unterlassener Behandlung kann die Phlegmone zu einer Sepsis führen, welche lebensbedrohlich ist.

Die Therapie sieht meist eine hoch dosierte Antibiotika-Behandlung mit Penicillin vor. Wird Penicillin nicht vertragen, so gibt es die Möglichkeit mit Makrolidantibiotika zu behandeln.

Grind (Impetigo contagiosa)

Die Impetigo contagiosa entsteht durch Bakterien, hauptsächlich durch Staphylococcus aureus, aber auch durch Streptokokken. Vor allem Klein- und Schulkinder sind betroffen, die Erkrankung ist leicht übertragbar entweder von Mensch zu Mensch oder über Gegenstände wie Gläser, Handtücher oder Ähnliches. Aufgrund der hohen Ansteckungsgefahr dürfen betroffene Kinder keine Gemeinschaftseinrichtungen (Krabbelgruppe / Kindergarten / Schule) besuchen.

Es bilden sich kleine Bläschen im Gesicht, vor allem um die Mundpartie und am Gesäß sowie an der behaarten

Kopfhaut. Die Blasen können einige Zeit bestehen bleiben oder platzen. Sie hinterlassen eine gelbliche, durchsichtige und klebrige Flüssigkeit. Nach der Entleerung der Blasen heilen sie narbenlos ab, allerdings kann die Haut noch eine Zeit lang stärker pigmentiert oder gerötet sein.

Ärzte werden antibiotische Salben verordnen, in besonders schweren Fällen Antibiotika zum Einnehmen. Die befallenen Stellen können mit Pyoktanin oder mit Salicylvaseline behandelt werden. Pyoktanin färbt die Haut blau, trocknet die Blasen aus, hemmt die Entzündung, wirkt gegen Bakterien und Pilze und lindert den Juckreiz. Salicylvaseline fördert die Heilung. Die betroffenen Stellen werden 2-3-mal täglich eingecremt.

Zur Selbsthilfe kann ein Bad mit Haferstroh Zusatz (Avenasativa-Lösung) gegen den Juckreiz angewendet werden.

Auch die Homöopathie kann unterstützend eingesetzt werden. Zum Austrocknen der Blasen hilft Aqua silicata, die Lösung wird 3-mal täglich aufgetragen.

Antimonium tartaricum in D4 wirkt der Pustelbildung entgegen, 3-mal täglich 1 Tablette als Dosierempfehlung.

Leidet das Kind an einer schlecht heilenden Haut, so kann man den Heilungsprozess unterstützen durch Gabe von Hepar sulfuris in D6 oder Silicea in D6, jeweils 3-mal täglich 5 Globuli.

Faulecken

Kennzeichnend für Faulecken sind Entzündungen an verschiedenen Körperteilen wie Mund, Ohrläppchen, Finger- oder Zehenzwischenräume, möglich ist auch ein Befall des Nagelbettes, wodurch sich eine Nagelbettentzündung ergibt. Sichtbar sind die Entzündungen als kleinere oder größere rote, nässende Flächen, die Krusten bilden und die Haut rissig werden lässt. Die Haut juckt stark, weshalb sich die Kinder immer wieder kratzen und sich so neu infizieren.

Es handelt sich hierbei um eine Infektionskrankheit, ausgelöst durch Staphylo- oder Streptokokken oder durch Hefepilze. Der Übertragungsweg ist eine Schmierinfektion. Faulecken können ebenso durch mechanischen Druck entstehen, z. B. durch das Tragen enger Handschuhe bzw. Strümpfe oder durch das Nuckeln an einem Schnuller.

Die ärztliche Therapie sieht einen Abstrich der entzündeten Stelle vor, häufig kommt es an der verletzten Haut zu weiteren Infektionen (Sekundärinfektionen). Je nach Befund wird ein entsprechendes Medikament ausgewählt.

Als Selbsthilfe kann die Haut mit einer 2%igen Argentum-Nitricum-Lösung bestrichen werden. Dies sollte die Faulecken innerhalb von 2 Wochen abheilen lassen. Falls dies nicht der Fall ist, sollte in jedem Fall ein Arzt aufgesucht werden, denn in seltenen Fällen kann eine Blutarmut, Allergie oder Diabetes-Erkrankung dahinter stecken.

Lippenbläschen / Herpes

Hierbei handelt es sich um eine virale Infektionskrankheit mit dem Herpes-simplex-Virus. Die Durchseuchung der Bevölkerung in Deutschland mit diesem Erreger beträgt nahezu 100 %. Die Übertragung erfolgt durch Tröpfchen- bzw. Schmierinfektion. Kinder infizieren sich meist durch die Eltern oder Verwandte, die mit einer akuten Infektion das Kind küssen. Befallen die Viren die Haut oder Schleimhaut, bilden sich am Läsionsort kleine Bläschen, die mit einer klaren Flüssigkeit gefüllt sind. Die Bläschen platzen später auf und verkrusten, sie heilen narbenlos ab. Nach der Erstinfektion kann es immer wieder zu neuen Infektionen kommen, denn die Viren verweilen lebenslang im Körper. Meist tritt die Infektion erneut auf, wenn die Immunabwehr durch eine Erkältung geschwächt ist.

Bei Kindern kann es durch das Herpes-Virus auch zur Erkrankung der Mundfäule (= Stomatitis aphthosa) kommen. Zu Beginn der Erkrankung fühlen sich die Kinder abgeschlagen, fiebern und haben Brechreiz. Innerhalb kurzer Zeit ist die gesamte Mundschleimhaut mit kleinen weißlich-gelben Blasen befallen und die Lymphknoten am Hals schwellen an. Für das Kind ist dies sehr schmerzhaft, es kann kaum trinken oder essen. Die Blasen können auf die Region der Lippen und des Naseneingangs übertreten. Die Blasen platzen und heilen dann innerhalb von 7-10 Tagen ab.

Ärztlicherseits kann ein schmerzstillendes Gel verordnet werden oder im Frühstadium eine Creme oder ein Saft verordnet werden, der Viren abtötet, wenn sich die Diagnose der Mundfäule bestätigt hat.

Als Selbsthilfe sollte das Kind unterstützt werden, indem es zimmerwarme, flüssige und ungesalzene Nahrung erhält. Auf saure Lebensmittel – auch Fruchtsäuren – sollte verzichtet werden. Gerne gegessen wird Pudding, dünner Kartoffelbrei, Milchreis oder ungesalzene Fleischbrühe.

Der Mund kann mit lauwarmen, verdünntem Salbei- oder Kamillentee gespült werden. Dieser Tee darf auch getrunken werden.

Homöopathisch kann das Kind unterstützt werden durch die Gabe Mezereum in D4, 3-mal täglich 5 Globuli. Bei starken Schmerzen kann außerdem Acidum nitricum in D4 alle 2 Stunden gegeben werden.

Kopfgneis (seborrhoische Dermatitis)

Der Kopfgneis entwickelt sich in den ersten Lebensmonaten. Er macht sich bemerkbar durch eine rote schuppige Kopfhaut, gelbe Krusten oder fettige Flecken auf der Kopfhaut, Haarausfall, wenn die fettigen Schuppen getrocknet sind und abfallen. Der Kopfgneis kann auch im Gesicht, Achselbereich und in den Leisten auftreten. Die Haut ist schuppig und fleckig.

Die Ursache für den Kopfgneis ist ungeklärt. Es wird angenommen, dass die Talgdrüsen des Kindes im Mutterleib durch die Hormone angeregt werden. Diese produzieren dann zu viel Talg. Der Kopfgneis sieht nicht schön aus, ist für das Kind jedoch völlig unproblematisch. Er ist nicht ansteckend. An den Schuppen sollte jedoch nicht gekratzt werden, dies erhöht die Wahrscheinlichkeit einer Kopfhautverletzung und birgt damit eine

Infektionsgefahr. Nach einigen Monaten verschwindet er von alleine.

Hilfreich ist es, den Kopf des Kindes mit Öl, Muttermilch, Feuchtigkeitscreme oder Vaseline einzureiben. Durch leichte Massage werden Krusten und Schuppen aufgeweicht. Anschließend das Haar mit einer weichen Babybürste kämmen. Zum Haare waschen sollte entweder klares Wasser oder ein mildes Babyshampoo verwendet werden.

Ärztlicherseits kann ein Spezialshampoo verordnet werden, welches heilende Substanzen enthält. Wenn die Hautschuppung auf viele andere Körperbereiche übergreift und stark juckt, könnte das Kind an Milchschorf leiden. In diesem Fall sollte ein Arzt aufgesucht werden. Die Therapie sieht eine entzündungshemmende Salbe vor.

Krätze

Die Krätze ist seit alters her weit verbreitet. Sie entsteht durch Milben, die nur 0,4 mm groß sind. Sie überleben nur in der Haut, außerhalb der Haut sterben sie innerhalb von 2-3 Tagen ab. Die Milben dringen in die Hornhaut ein und graben sich dort regelrechte Gänge. Man kann die Milben als dunkle Punkte erkennen. Sie legen Eier, aus denen Larven schlüpfen. Diese graben sich an die Hautoberfläche und dringen als ausgereifte Milben wieder in die Haut ein. Die Übertragung erfolgt durch Körperkontakt oder durch Bettwäsche, Handtücher, Kleidung und Ähnliches.

Am Körper zeigen sich Symptome wie gerötete, juckende Entzündungen, die punkt- oder streifenförmig sein können. Bevorzugt befallen sind Hände, Füße, Gesäß und die Achselhöhlen. Die befallenen Körperstellen jucken nachts besonders stark. Durch Kratzen können diese Stellen sich zusätzlich durch Bakterien infizieren.

Eine Sonderform der Krätze ist die sogenannte Erntekrätze, die vorwiegend von Juni – September auftritt. Kinder infizieren sich beim Spielen auf Wiesen, abgeernteten Getreidefeldern, im Heu oder Gebüsch. Sie wird verursacht durch die Herbstmilbe. An Haut und Kopfhaut bilden sich stark juckende rote Flecken mit Pusteln und Krusten. Besonders stark ausgeprägte Krusten bilden sich im Haarbereich. Durch Kratzen besteht auch hier die Gefahr, sich eine bakterielle Superinfektion zuzuziehen.

Der Arzt kann milbentötende Mittel verordnen sowie Salben, die den Juckreiz stillen. Besteht eine bakterielle Superinfektion, so können antibiotische Salben aufgetragen werden. Säuglinge neigen dazu verschiedene Körperteile in den Mund zu nehmen und abzulecken. Dies könnte bei zuvor aufgetragenen Salben zu Vergiftungserscheinungen des Kindes führen, daher sollte dringend ärztlicher Rat eingeholt werden und u. U. eine Behandlung im Krankenhaus erfolgen.

Vor Anwendung des milbentötenden Mittels sollte das Kind gebadet werden. Durch das warme Wasser öffnen sich die Hautporen und das milbentötende Mittel kann gut von der Haut aufgenommen werden. Zur Milbenabtötung werden meist benzylbenzoathaltige Mittel angewendet. Ein Schleimhaut- oder Augenkontakt sollte vermieden werden, denn dies verursacht ein Brennen. Diese Substanz sollte ca. 3 Stunden einwirken, anschließend gründlich mit Wasser und Seife abgewaschen werden.

Neben Benzylbenzoat gibt es ein Mittel, welches auf der Grundlage von Chrysanthemen hergestellt wird (Crotamiton). Zur Vernichtung aller Milben und der Vorbeugung einer erneuten Ansteckung sollte die Kleidung des Kindes gewechselt werden wie auch die Bettwäsche und die Handtücher. Beim haushaltsüblichen Waschen und Bügeln der Wäsche werden noch vorhandene Milben abgetötet.

Vorbeugend gegen die Erntekrätze wirkt eine Einreibung der Haut mit ein paar Tropfen Nelken- oder Zitronenöl, handelsübliche Insektenschutzmittel helfen auch die Milben abzuweisen. Das Kind sollte die Stelle zum Spielen meiden, an der es die Erntekrätze bekommen hat.

Gegen den Juckreiz hilft die homöopathische Anwendung von Rhus toxicodendron in der Potenz D30, 1-mal täglich 1 Tablette. Alternativ kann Rumex in D4, 3-mal täglich 5 Globuli eingenommen werden. Die Behandlung erfolgt noch 2-3 Tage länger ab dem Zeitpunkt, wenn der Juckreiz aufgehört hat.

Läuse

In Europa hat der Lausbefall wieder stark zugenommen, eine besonders starke Zunahme ist gegen Sommerende festzustellen. Im Schulalter haben ca. 80 % aller Kinder einmal Läuse gehabt. Unterschieden werden Kopf-, Kleider- und Filzläuse. Die Filzläuse (Phthirus pubis) sind bei Kindern äußerst selten, denn sie setzen sich in der Genitalbehaarung fest. Wenn sie dennoch bei Kindern auftreten, so sollte an einen sexuellen Missbrauch des Kindes gedacht werden. Kleiderläuse (Pediculus humanus vestimentorum) sind bei Kindern eher selten anzutreffen.

Der stärkste Befall mit Läusen ist demnach die Kopflaus (Pediculus humanus capitis).

Die Kopflaus ist 2-5 mm groß. Sie kann nicht fliegen oder größere Strecken springen, sie überträgt sich durch engen Körperkontakt von Mensch zu Mensch, unabhängig von hygienischen Verhältnissen. Familienmitglieder können sich ebenso mit Läusen infizieren. Eine Übertragung ist ebenso möglich durch Plüschtiere, Schals oder Sessel. Die Laus lebt ca. 1 Monat lang. Ein befruchtetes Weibchen legt bis zu 200 Eier. Diese werden von einer wasserunlöslichen grau-braunen Chitinschicht, die Nissen, umgeben. Nach 7-9 Tagen schlüpfen die jungen Läuse, die ihrerseits nach 8-9 Tagen geschlechtsreif sind. Sie kleben meist nahe der Kopfhaut, ein Befall der Augenbrauen oder der Barthaare ist möglich. Die Laus klammert sich mit ihren 6 Beinen am Haar fest. Glattes Haar wird vorgezogen, kurzes Haar oder stark krauses Haar ist bei Läusen weniger beliebt. Die zurückbleibenden Nissen erscheinen nach dem Schlüpfen weißlich. Aufgrund des Haarwachstums kann man sagen, alle Nissen, die weiter von der Kopfhaut als 1 cm entfernt sind, handelt es sich um leere Hüllen. Kopfläuse benötigen alle 2-3 Stunden Blut, um zu überleben. Wenn sie 55 Stunden kein Blut saugen konnten, sterben sie. Beim Blutsaugen geben sie eine Speichelflüssigkeit ab, die in der Kopfhaut eine Rötung und Juckreiz hervorruft. Durch Kratzen aufgrund des Juckreizes kommt es zu Infektionen der Haut. Läuse übertragen an sich keine Infektionskrankheiten. Die Lymphknoten im Halsbereich sind meist angeschwollen.

Therapie

Früher kam als Therapie Lindan zum Einsatz, dieses ist für den Menschen toxisch und sollte nicht angewendet werden. Gegen Lausbefall helfen ätherische Öle oder das synthetisch hergestellte Pyrethroid-Extrakt. Permethrin mit dem Präparate Namen Infectopedicul® ist gut wirksam und verträglich. Das verordnete Läusemittel darf nicht in die Augen oder in den Mund gelangen. Nach dem Auftragen des Mittels sollte das Haar mit einer nicht saugenden Folie und anschließend mit einer Mütze oder Kopftuch abgedeckt werden. Nach 3 Stunden Einwirkzeit kann das Mittel ausgewaschen werden, die Mütze oder das Kopftuch sollte anschließend gewaschen werden. Gegenüber natürlichen Pflanzenölen konnte leider eine zunehmende Resistenz festgestellt werden.

Ein Kind mit Läusebefall darf keine Gemeinschaftseinrichtungen wie Kindergarten oder Schule besuchen. Es muss sich einer zweimaligen Läusebehandlung im Abstand von 7-10 Tagen unterziehen. Die zweimalige Behandlung ist erforderlich, um zwischenzeitlich geschlüpfte Läuse abzutöten. Erst dann, wenn ein Arzt die Lausfreiheit bescheinigt, darf das Kind wieder in den Kindergarten oder in die Schule gehen.

Zu einer ersten Reduktion der Nissen hilft ein Läusekamm. Das trockene Haar wird gegen den Strich ausgekämmt. Kurzes Haar, häufige Haarwäschen, regelmäßiges Duschen und regelmäßiger Wäschewechsel und kurze Fingernägel gelten als Vorbeugemaßnahmen gegen (erneuten) Läusebefall.

Ein Hausmittel gegen Läuse ist die Behandlung mit Essigwasser. Dies kann nur dann wirkungsvoll sein, wenn das Kind maximal 1 cm lange Haare trägt. Essig wird zu gleichen Teilen mit Wasser verdünnt und eine Woche lang täglich auf die Kopfhaut und Haare aufgetragen. Anschließend wird der Kopf für ca. 1 Stunde mit Folie, Mütze oder Kopftuch abgedeckt, dann wird der Kopf mit Wasser gut abgespült und das Haar mit einem Läusekamm ausgekämmt.

Gegen den Juckreiz durch die Bissstellen der Läuse kann man homöopathisch Ledum in D4 3-mal täglich 5 Globuli geben oder eine Cardiospermum-Salbe auftragen.

Menschenfloh

Flöhe (Pulex irritans) werden von Mensch zu Mensch, aber auch von Tieren (Katzen, Hunde, Vögel) übertragen. Es sind blutsaugende abgeplattete Insekten, die Krankheiten übertragen können. Ein Flohbiss ist zu erkennen an stark juckenden hellroten erhabenen Flecken. Die Bissstelle ist zentral gelegen. Innerhalb eines Tages verhärten sich die Flecken und bilden einen roten Hof. Die Bisse stehen in Gruppen oder Reihen. Durch Kratzen können sich die Bissstellen infizieren. Anfangs können die Bissstellen mit beginnenden allergischen Reaktionen oder mit Windpocken verwechselt werden.

Eine vorbeugende Maßnahme ist, Haustiere mit Flohschutzmitteln zu behandeln, Haustiere nicht ins Bett oder auf das Sofa zu lassen sowie regelmäßig in der Wohnung Staub zu saugen, dabei Sofaritzen oder Bodenritzen ebenso absaugen. Die Haustiere und ihre Schlafplätze sollten sauber gehalten werden.

Wichtig ist es den Floh zu finden und ihn zu töten. Die Wäsche des Kindes und die Bettwäsche sollten gewaschen werden, Spielzeug ggf. desinfizieren, dann gut auswaschen und auslüften lassen. Die Flohbisse können mit einer Zinkschüttelmixtur behandelt werden oder mit einem anderen Insektengel, gegen den Juckreiz hilft Ledum in D4, 3-mal täglich 5 Globuli oder Cardiospermum-Salbe.

Pilzerkrankungen

Pilze sind zahlenmäßig die größte Population unter den Lebewesen. Manche von ihnen sind krankmachend (pathogen). Übertragen werden Pilzinfektionen von Mensch zu Mensch oder durch Tiere. Pilze lieben ein saures Körpermilieu, dem kommt unsere Zivilisationskost mit geringem Obst- und Gemüseanteil und dafür mit vielen säurebildenden Lebensmitteln sehr entgegen. Sie benötigen zur Vermehrung außerdem ein feucht-warmes Milieu. Gemeinschaftsduschen, Turnhallen und Schwimmbäder sind Orte, an denen man sich leicht eine Pilzinfektion zuziehen kann. Befallen werden Hautbereiche mit einer starken Schweißsekretion, besonders leicht haben es die Pilze, wenn die Haut leicht verletzt ist, z. B. kleinste Risse aufweist. Es genügt aber auch eine durch Schweiß aufgeweichte Haut, um sich zu infizieren.

Unter den Hautpilzen existieren hauptsächlich 2 Arten: die Fadenpilze und die Hefepilze. Bei Säuglingen und Kleinkindern ist vor allem der Hefepilz Candida albicans anzutreffen. Er verursacht im Mund, Darm und im Windelbereich eine Soorerkrankung.

Fadenpilze verursachen unterschiedliche Symptome, je nach Ort des Befalls. Fadenpilze können die Haut des gesamten Körpers befallen (Tinea corporis). Es entstehen runde bis ovale Flecken, die jucken. Sie heilen vom Zentrum her ab, sie sind am Rand rot und erhaben, scharf begrenzt und schuppen. Durch Kratzen besteht die Gefahr einer weiteren Infektion.

Eine weitere Form ist der Kopfhautpilz (Tinea capitis). Die Symptome entsprechen der Pilzinfektion des Körpers, nur ist hier ausschließlich die behaarte Kopfhaut befallen. Haare brechen ab oder fallen sogar büschelweise aus. Ein anderer Pilz verursacht über die gesamte Kopfhaut gleichmäßig verteilte mehlig-schuppende Herde (Mikrosporie), auch hier fallen die Haare aus. Mitunter tritt in Kindergärten oder Schulen die Mikrosporie sehr zahlreich auf, dann ist sie meldepflichtig.

Ein weiteres Beispiel für Fadenpilze ist der Fußpilz. Meist im Zwischenraum der Zehen kommt es zu geröteten und schuppigen Stellen. Sie können entzündet sein, nässen und jucken. Der Fußschweiß ist stark und geruchsintensiv. Infektionsquelle sind die beschriebenen Gemeinschaftsduschen, gefördert wird der Fußpilz durch das Tragen von Synthetik-Strümpfen und / oder Schuhen, denn diese verhindern das Aufsaugen des Schweißes und die Füße bleiben feucht.

Schließlich sind Fadenpilze für den Nagelpilz verantwortlich. Die Fadenpilze dringen in das Nagelbett ein und wachsen mit dem Nagel nach oben. Der Nagel wird brüchig, milchig-trüb und verdickt sich. Bakterien und Schweiß führen zu einer starken Geruchsbildung und einer Superinfektion.

Zur Diagnosesicherung wird ein Hautarzt von dem kranken Gewebe eine Probe nehmen, so kann diese auf einem Nährmedium wachsen und der Arzt kann die Pilzart genau bestimmen und sich dann eine geeignete Therapie überlegen.

Zur Pilztherapie stehen Lösungen, Sprays und Salben zur Verfügung. In besonders hartnäckigen Fällen können auch Tabletten zum Einnehmen verordnet werden, meist ist eine Einnahme über mehrere Monate erforderlich. Generell werden nässende Pilzareale mit Lösungen und trockene, schuppende Herde mit Salben, Mischformen mit fettfreien Salben behandelt. Bei Nagelpilzen muss der erkrankte Nagel zunächst chirurgisch entfernt werden oder er wird mit Salben aufgeweicht.

Es ist sinnvoll herauszufinden, wo sich das Kind möglicherweise angesteckt haben könnte, durch Vermeidung dieser Orte kann man einer erneuten Infektion vorbeugen. Bei Fußpilz ist eine gute Hygiene erforderlich. Am besten werden die Füße 2-mal täglich gewaschen, zunächst mit warmen und dann mit kaltem Wasser. Zum Abtrocknen sollte jedes Mal ein frisches Handtuch verwendet werden, um einer erneuten Infektion vorzubeugen. Kochfeste Baumwollstrümpfe sind empfehlenswert, sie halten die Füße trocken und durch heißes Waschen in der Maschine werden vorhandene Pilzsporen abgetötet. Die Schuhe sollten aus Leder gefertigt sein und mit antimykotischen Sprays behandelt werden.

Homöopathisch hilft bei nässenden Pilzinfektionen Hepar sulfuris in D6, 3-mal täglich 5 Globuli.

Gegen den Juckreiz kann man Rhus toxicodendron in D30 einmal täglich 5 Globuli geben. Um den nächtlichen Juckreiz zu reduzieren, hilft Rumex in D4 oder Magnesium carbonicum in D4 jeweils 5 Globuli vor dem zu Bett gehen.

Schuppenflechte (Psoriasis vulgaris)

Die Schuppenflechte ist nicht infektiös, aber eine chronische Erkrankung. Bei 20 % der Fälle kann die Schuppenflechte schon vor der Pubertät auftreten, sie zeigt dann meist einen schweren Verlauf. Eine erbliche Disposition wird angenommen, die durch äußere Faktoren getriggert wird. Hierzu zählen Infektionen, z. B. mit Streptokokken oder psychischer Stress bzw. lokale Hautschädigungen. Man kann sie erkennen an geröteten, entzündeten Hautstellen, die gut abgrenzbar sind und mit silbrigen Schuppen bedeckt sind. Sie manifestiert sich meist an den Streckseiten der Arme und Beine, am Kopf, Handtellern, Fingern, Fußsohlen und Fußnägeln. Der Arzt kennt 3 Kriterien, an denen er die Schuppenflechte sicher diagnostizieren kann:

- Kerzentropfphänomen: Durch Kratzen tritt eine lamelläre Schuppung auf; hieran erkennt man eine übermäßige Verhornung der Haut.

- Phänomen des letzten Häutchens: Wenn man neben der übermäßig verhornten Haut etwas Plaques ablöst, dann sieht man an der Basis ein feines dünnes Häutchen.

- Phänomen des blutigen Taus: Weiteres Kratzen an den Plaques führt zu punktförmigen Blutungen. Hierdurch kann der Nachweis erbracht werden, der sich verjüngenden obersten Hautschicht.

Therapie

Die schulmedizinische Therapie ist gerichtet auf 3 Aspekte:

- Reduzierung der Neubildung der obersten Hautschichten.

- Entzündungshemmung.

- Ausschaltung von Provokationsfaktoren.

Schulmedizinisch werden lokale und systemische Therapien angewendet.

Zur lokalen Therapie gehört die Entfernung der Schuppen mit Salicylsäure, Harnstoffsalben und durch Bäder. Lokal angewendet wird Dithranol (führt zu Hautirritationen und verfärbt Wäsche lila-braun), Vitamin D3-Präparate wie Calcipotriol, Tacalcitol, Calcitriol. Vitamin D3-Präparate fördern die Ausreifung der Hautzellen und hemmen die zu forsche Bildung neuer Hautzellen. Retionoide (Vitamin A-Derivate) und Steroide werden ebenfalls lokal angewendet.

Systemische Therapie bedeutet Einnahme von Medikamenten, die dann im Körperinneren ihre Wirkung entfalten. Bei der Schuppenflechte kommen Fumarate, Retinoide, Methotrexat, Ciclosporin und Biologics zum Einsatz. Viele dieser Medikamente haben erhebliche Nebenwirkungen.

Neurodermitis

Der Begriff Neurodermitis entstammt aus dem Griechischen. Man nahm früher an, eine Nervenentzündung würde die Neurodermitis verursachen. Heute sprechen Mediziner von atopischer Dermatitis, atopisches oder endogenes Ekzem.

Die Neurodermitis ist eine Erkrankung der Haut, die gehäuft bei Kindern auftritt. In 85 % der Fälle manifestiert sich die Erkrankung erstmals bis zum 5. Lebensjahr. Stadtkinder aus gehobenen sozialen Schichten sind häufiger betroffen. Die Haut ist entzündet, gerötet, angeschwollen, juckt, schuppt und nässt.

Bei Säuglingen und Kleinkindern zeigt sich die Neurodermitis zunächst an den Gelenkinnenseiten, bevorzugt an den Ellenbogen, Kniebereich, Leiste, Hals und Gesicht. Auffällig ist, dass die Erkrankung häufig in Kombination mit Heuschnupfen oder Asthma bronchiale auftritt, also mit Erkrankungen, die aufgrund eines gestörten Immunsystems entstehen.

Der starke Juckreiz ist häufig der Auslöser für weitere Hautverletzungen durch Kratzen und damit geht eine erhöhte Infektionsgefahr einher. Die Fingernägel des Kindes sollten daher kurz gehalten werden.

Die Entstehung der Erkrankung ist nicht vollständig aufgeklärt. Man geht von einer erblichen Veranlagung aus, die sich unter bestimmten äußeren Faktoren, dann tatsächlich manifestiert. So z. B. eine Ernährungsumstellung von der Muttermilch zur Kuhmilch. Auslöser können Nahrungsmittelunverträglichkeiten, Umweltfaktoren, Allergien, Infektionen, Stress, starke psychische Belastung und andere Faktoren sein.

Es gilt, das Allergen zu meiden und die Haut regelmäßig zu pflegen. Zur Behandlung stehen verschiedene Salben, Cremes und Lotionen zur Verfügung. Manche enthalten Harnstoff, andere Teer. Gegen den Juckreiz werden Antihistaminika eingesetzt. Lichtbestrahlung mit UVA / UVB und Balneofototherapie können Erleichterung bringen, auch ein Klimawechsel (Reizklima) verschafft Linderung. Lokale Steroide (Cortison) werden nicht dauerhaft, aber in Krankheitsschüben immer wieder eingesetzt. Systemische Antihistaminika und Ciclosporin werden in schweren Fällen eingesetzt. Ciclosporin ist ein Medikament, welches das Immunsystem unterdrückt. Es hemmt gezielt die Abwehrreaktion der Immunzellen und damit die Freisetzung von entzündungsfördernden Botenstoffen des Körpers.

Naturheilkundlich geht es darum, nach Möglichkeit die Ursache für die Entstehung herauszufinden. Hierzu kann eine Art Tagebuch geführt werden. Die Neurodermitis verläuft in Schüben. Wenn man festhält, was gegessen wurde oder welche besonderen Ereignisse waren, so findet man Faktoren, die das Krankheitsbild verschlimmern oder verbessern.

Wichtiger Grund für die Auslösung der Neurodermitis wird eine gestörte Darmflora (Dysbakterie) angesehen. Zu den Ursachen finden Sie im Punkt **Allergien** eine ausführliche Erklärung. Damit ist die wichtigste Therapie, den Darm in Ordnung zu bringen. Zur Unterstützung der Hautregeneration gibt es einige Hilfsmittel. So z. B. eine Schachtelhalm-Salbe, den Juckreiz kann man stillen durch kalte Kompressen-Auflagen, Bäder mit Ölzusätzen. Kräutertees können mit verschiedenem Hintergrund eingesetzt werden: Löwenzahn, Brennnessel zum Ausleiten von Giftstoffen, Schafgarbentee zur

Unterstützung des Stoffwechsels. Schließlich wäre für Kinder das Erlernen einer Entspannungstechnik sinnvoll, denn die Belastung der Erkrankung ist immens, der Juckreiz kann im wahrsten Sinne „auf die Nerven" gehen.

Sonnenbrand

Die Haut eines Kindes ist besonders empfindlich gegenüber der Sonneneinstrahlung. Sonnenbrände werden vor allem durch die UVB-Strahlung verursacht. Für die Auslösung eines Sonnenbrandes durch UVA-Strahlung müssen deutlich höhere Dosen erreicht werden, was nicht unmöglich ist. Sonnenbrände sollten nach Möglichkeit vermieden werden, denn die Hautkrebsvorsorge beginnt bereits im Kindesalter, bedenkt man drei Viertel aller Sonnenbrände ereignen sich vor dem 20. Lebensjahr. Hellhäutige Kinder sind stärker gefährdet als dunkelhäutige Kinder.

Bei einer lokal geröteten Haut mit Schmerzen liegt der **Verbrennungsgrad 1** vor und die Haut heilt narbenlos. Sie „merkt" sich jedoch die Verbrennung, was sich in späteren Jahren dann als Krebs bemerkbar machen kann.

Bilden sich Blasen und rote offene Wundflächen, so ist der **Verbrennungsgrad 2** erreicht. Bei dem Verbrennungsgrad 2 sollte ein Arzt konsultiert werden.

Bei Fieber, Kopfschmerzen, Schwindel und Erbrechen, muss an die Gefahr eines Hitzschlags gedacht werden. Das Kind sollte sofort in den Schatten gebracht werden und sich hinlegen. Ein Arzt ist unverzüglich hinzuzuziehen.

Am sinnvollsten ist es, einen Sonnenbrand von vorneherein zu vermeiden. Kinder sollten einen breitkrempigen Hut tragen und die Haut wird vor der gefährlichen UV-Strahlung am besten durch Textilien geschützt. Wenn das Kind unbekleidet in die Sonne geht, sollte es mit einer hochwertigen Sonnenmilch zuvor eingerieben werden (Schutzfaktor 20 – 30, je nach Urlaubsland evtl. höherer Schutzfaktor). Die Sonnenmilch sollte zur Vermeidung von Allergien unparfümiert, ohne Konservierungsstoffe und Emulgatoren sein. Zu bedenken gilt, die Sonnenmilch schützt nicht unbegrenzt vor Sonnenbränden, daher sollte das Kind immer mal wieder eingecremt werden, besonders nach Wasserkontakt. Wenn möglich sollte man jegliches Sonnenbad zwischen 10 Uhr morgens und 16 Uhr nachmittags vermeiden.

Trotz aller Vorsicht kann es dennoch zu einem Sonnenbrand kommen. In diesem Fall bitte kein Öl oder Mehl auf den Sonnenbrand geben. Die gerötete Stelle sollte gekühlt werden. Empfehlenswert sind feucht kühle Umschläge mit einer Brandessenz (Wala) oder eine Calendula-Essenz (Wala oder Weleda). Die Calendula-Essenz reduziert auch die Entzündungsreaktion. Über Nacht können Brand- oder Wundgel aufgetragen werden. Ist nichts anderes zur Hand, kann tagsüber auch Quark messerdick aufgetragen werden, der an der Luft trocknen soll oder mit einem Tuch abgedeckt wird. Angetrocknete Quarkreste mit viel kühlem Wasser abspülen, die Haut keinesfalls rubbeln. Ein Aloe Vera Gel hat sich ebenfalls als sehr nützlich erwiesen.

Bei einer Blasenbildung sollten diese keinesfalls aufgestochen werden, denn die Blase wirkt wie ein steriler Verband. Wenn sich die Haut darunter erneuert hat, trocknen die Blasen aus und heilen. Blasen sollten nicht mit Quarkumschlägen behandelt werden. Wenn man die Blasen aufsticht, kann es zu Infektionen kommen. Bei einem Sonnenbrand sollte das Kind viel trinken, bei schwereren Verbrennungen ist auf den Elektrolythaushalt zu achten, daher empfiehlt sich 1 Teelöffel Salz auf 1 Liter Wasser aufzulösen und nach und nach trinken zu lassen.

Warzen

Warzen werden durch Viren verursacht. Sie verursachen in den obersten Hautschichten kleine Wucherungen. Je nach Virenart und Ort der Entstehung werden verschiedene Warzenarten unterschieden:

- Flachwarzen treten hauptsächlich im Gesicht oder am Handrücken auf. Durch Kratzen wird die Infektion weitergetragen und die Warzen breiten sich reihenartig und in Gruppen aus. Sie treten typischerweise bei Kindern und Jugendlichen auf. Sie sind Hautfarben und flach bis erhaben.

- „Gewöhnliche" Warzen sind größer und dunkler als Flachwarzen, ihre Oberfläche ist zerklüftet. Durch kontinuierliche Selbstinfektion vermehren sie sich. Sie treten in jedem Alter auf, vornehmlich kommen sie an den Händen vor. Eine feucht-kalte Umgebung fördert ihr Wachstum.

- Dornwarzen kommen hauptsächlich an den Fußsohlen vor. Durch den Druck auf die Fußsohle beim Gehen können sie nicht nach außen wachsen. Stattdessen wachsen sie dornartig nach innen. Sie verursachen beim Gehen Schmerzen. Es kann zu kleinen Blutungen im Warzengewebe kommen, was sichtbar wird durch kleine schwarze Punkte. Dornwarzen bevorzugen ein feuchtes Klima, wie es in Gummistiefeln, Turnschuhen oder Synthetikschuhen auftritt. Eine sinnvolle Prophylaxe ist das Tragen von Sandalen oder von festem Schuhwerk aus Leder, welches atmungsaktiv ist und bei Strümpfen auf Baumwollmaterial zu achten.

- Feigwarzen sind bei Kindern selten, da sie vorwiegend durch den Geschlechtsakt übertragen werden. Daher sollte beim Vorliegen von Feigwarzen ein sexueller Missbrauch bedacht werden. Feigwarzen findet man hauptsächlich an Schleimhäuten wie dem Mund-Lippen-Bereich oder After-Genitalbereich. Ihre Färbung ist rosa, ihre Konsistenz ist weich, sie sind erhaben.

- Dellwarzen sind hochinfektiös. Sie gedeihen am besten in feuchter Umgebung wie in Gemeinschaftsduschen oder Schwimmbädern und werden durch Schmierinfektion übertragen. Ihre Inkubationszeit kann mehrere Wochen betragen. Sie sehen gelblich bis blassrosa aus mit derben Knötchen, zentral sind sie eingedellt (daher ihr Name). Sie treten meist in Gruppen auf, bevorzugte Areale sind Gesicht, Hals, Oberkörper und Oberkörper.

Warzen sind generell schwierig und langwierig zu behandeln. Häufig bilden Warzen sich ohne Therapie zurück. Durch Kratzen an den Warzen kann man sich stets erneut infizieren. Eine Immunität gegenüber Warzen kann man nicht erreichen.

Schmerzende Fußwarzen können mit salicylsäurehaltigen Präparaten über mehrere Wochen lang behandelt werden. Die Präparate sind als Pflaster oder als Lösung erhältlich. Nach einigen Wochen sollten die Warzen sich lösen, andernfalls kann durch einen kleinen chirurgischen Eingriff mit örtlicher Betäubung die Warze entfernt werden.

Flachwarzen gehen oftmals von alleine wieder zurück, ggf. kann man mit Vitamin A-haltigen Präparaten die Warzen zurückdrängen.

Dellwarzen werden meist mit einem „scharfen Löffel" in lokaler Betäubung von einem Arzt abgetragen und die entsprechenden Stellen verschorfen.

Flachwarzen können sich in manchen Fällen durch mentale Beeinflussung (Suggestionsbehandlung) zurückbilden.

Homöopathisch kann man Warzen mit Thuja-Urtinktur 3-mal täglich bestreichen.

Bei fleischigen Warzen hilft die Einnahme von Thuja in D4, 3-mal täglich 5 Globuli.

Dornwarzen können homöopathisch mit Antimonium crudum in D4 behandelt werden, 3-mal täglich 1 Tablette, bis die Warzen vollständig verschwunden sind.

Infektionskrankheiten bei denen Hauterkrankungen auftreten

Infektionskrankheiten gehören nicht zu den typischen Hauterkrankungen werden in diesem Buch aber dennoch aufgeführt, weil meist auch die Haut betroffen ist.

Masern

Masern werden durch eine Tröpfcheninfektion verbreitet, es handelt sich um einen Virus. Die Erkrankung ist ansteckend, sowohl 2 Tage vor Ausbruch der Symptome als auch bis zu 5 Tage nach Ausbruch des Ausschlags. Ein punktförmiger Ausschlag geht in Flecken über und befällt das Gesicht und den übrigen Körper. Das Virus kann einige Zeit außerhalb des Körpers überleben, daher ist eine Ansteckung möglich, wenn eine infizierte Person Türklinken, Spielzeug oder andere Gegenstände berührt hat. Gehäuft kommt es zur Maserninfektion im Alter von 4 Jahren, sie kann aber prinzipiell in jedem Alter auftreten.

Nach einer Ansteckung kann es 1-2 Wochen dauern, bis sich Symptome zeigen. Zunächst zeigen sich Symptome wie Husten, Schnupfen, Fieber und eine Bindehautentzündung. Charakteristisch für Masern sind weiße punktförmige Flecken im Mund, vor allem auf der Wangenschleimhaut. Nach einigen Tagen kommt es bevorzugt hinter den Ohren zu einem roten Ausschlag, der sich über das Gesicht hin ausbreitet und schließlich den gesamten Körper befällt. Nach ca. 3-4 Tagen schält sich die Haut.

Ärztlicherseits können Masern nicht therapiert werden, man kann nur einzelne Symptome behandeln, z. B. Fieber mit Paracetamol Zäpfchen oder Ibuprofen.

Masern ist eine meldepflichtige Erkrankung. Ein Notarzt sollte gerufen werden, wenn das Kind rasch atmet, benommen ist, Krampfanfälle bekommt oder starke Kopfschmerzen hat. Diese Symptome sind Anzeichen für Komplikationen, die sich einstellen können wie z. B. Lungenentzündung, Hirnhautentzündung oder in sehr seltenen Fällen einer Hirnentzündung (= Enzephalitis), die mit Krampfanfällen einhergeht und bleibende schwere Hirnschäden hinterlässt und in wenigen Fällen tödlich enden kann. Bei Komplikationen wird das Kind meist in einem Krankenhaus behandelt.

Das Kind erholt sich im Normalfall innerhalb von 10 Tagen, wobei ein Husten eventuell etwas länger anhalten kann. Das Kind verfügt danach über eine lebenslange Immunität.

Naturheilkundlich betrachtet ist Ruhe bei Masern eine wichtige Therapie. Fernseher, Radio, PC und andere Geräuschkulissen haben Pause. Das Zimmer, in dem sich das Masernkranke Kind aufhält, sollte abgedunkelt sein. Hohes Fieber zwischen 39 und 40 °C lässt die Masernviren absterben. Daher macht es keinen Sinn, unter 40 °C das Fieber zu senken. Nach Überschreiten der 40°C-Marke sollten dann **Wadenwickel** *(Beim Wadenwickel kann die Temperatur um 0,5-1°C gesenkt werden. Benötigt wird ein großes Leinentuch, welches den gesamten Unterschenkel des Kindes umfasst. Das Tuch wird in kaltes Wasser getaucht und leicht ausgewrungen. Das Tuch wird um den Unterschenkel des Kindes gewickelt und mit einem weiteren trockenen Leinentuch abgedeckt und mit einem Wolltuch nochmals umwickelt. Der andere Unterschenkel wird* ebenso umwickelt. Die Wickelanwendung verbleibt für die Dauer von ca. 20 Minuten, dann werden die Unterschenkel abfrottiert. Nach einer Stunde kann erneut ein Wadenwickel angelegt werden).

oder **Einläufe** (*Ein Einlauf kann mit einem Irrigator oder einem Klistier durchgeführt werden. Für Säuglinge und Kleinstkinder ist ein Klistier vorteilhafter, da nur wenig Flüssigkeit für den Einlauf benötigt wird. Für einen Säugling genügen 70-100 ml, für Kleinkinder bis zu 250 ml und bei größeren Kindern 500 ml. Als Flüssigkeit ist Kamillentee gut geeignet. Das Wasser sollte lauwarm sein. Die Spitze des Klistiers oder Irrigators wird mit etwas Salbe oder Vaseline eingefettet und dann in den Anus eingeführt. Mit Druck gelangt der Tee bis tief in den Darm hinein. Der Druck darf nicht zu stark ausgeübt werden, sonst wird das Kind nie wieder einem Einlauf zustimmen. Diese Maßnahme sollte in unmittelbarer Nähe einer Toilette stattfinden, denn das Kind wird den Stuhl nicht lange aufhalten können*) vorgenommen werden.

Der Hautausschlag kann stark jucken. Juckreizlindernd wirken **feucht-kalte Waschungen** (*Eine Kaltwasseranwendung kann als Teil- oder Ganzwaschung oder als Wickel durchgeführt werden. Bei Säuglingen und Kleinstkindern sollte man zurückhaltend sein. Es darf keine Kaltwaschung auf kalter Haut erfolgen. Wenn das Kind ohnehin schon friert, sollte man die Kaltwaschung unterlassen.*

Bei (hoch-) fieberhaften Infekten kann mehrmals täglich eine Kaltwaschung durchgeführt werden. Sie wirkt nicht nur fiebersenkend, sondern sie erhöht die Schweißbildung und trägt nachweislich zur Verkürzung des Infektes bei.

Zur Durchführung einer Kaltwasserwaschung lässt man das Waschbecken ca. halb voll mit kaltem Wasser laufen. Als Waschzusatz kann man einen Esslöffel Meeressalz oder eine halbe, nicht behandelte Zitrone hinzugeben. Die Zitrone wird erst im Wasser zerteilt. Man benötigt für die Kaltwasserwaschung ein Frottiertuch. Dieses wird in das kalte

Wasser kurz eingetaucht, dann etwas ausgewrungen. Die Waschung beginnt an den Händen und Armen. Die Waschbewegung erfolgt immer in Richtung Herz. Anschließend werden die Füße und Beine abgewaschen, dann der Bauch, Rumpf und Rücken. Das Kind wird nicht abgetrocknet, es zieht seine Schlafkleidung an und geht sofort zu Bett.

Eine Kaltwasserwaschung sollte nicht gegen den Widerstand des Kindes durchgeführt werden. Es sollte in diesem Fall versucht werden, das Kind von der Notwendigkeit zu überzeugen. Bei großer Ängstlichkeit des Kindes kann man zunächst nur eine Teilwaschung durchführen, beginnend an den Händen und Füßen. Wenn das Kind mehr Zutrauen gewonnen hat, kann die Teilwaschung ausgedehnt werden).

Aufgrund des hohen Fiebers sollte viel getrunken werden, Kräutertee, warme Gemüsebrühe. Um eine Mittelohrentzündung zu vermeiden, sollte die Nase nicht verstopft sein, das Nasensekret muss ablaufen können. Homöopathisch kann die Heilung unterstützt werden mit Apis mellifica, Belladonna, Argentum / Quarz, Chamomilla comp. Zäpfchen, alles zur Behandlung von Schnupfen, Mittelohrentzündung und Fieber. Nach der Ausheilung empfiehlt sich die Fortsetzung der Behandlung für 2-3 Wochen mit Arnica in D20 oder 30.

Nach ausgestandener Krankheit sollte das Kind sich noch 3 Wochen schonen. Es ist geschwächt und sollte nicht gleich draußen wieder toben. Dies birgt nur die Gefahr der Neuinfektion mit anderen Bakterien oder Viren. Im Idealfall bleibt das Kind zu Hause und spielt ruhige Spiele, Besuche oder Ausflüge sollten verschoben werden.

Röteln

Die Erreger der Rötelnerkrankung sind Viren. Die Symptome der Erkrankung sind geschwollene Lymphknoten im Halsbereich und ein Hautausschlag. Die Erkrankung ist in aller Regel eher harmlos, gefährlich wird sie, wenn eine schwangere Frau an Röteln erkrankt. Das Virus kann bei einem ungeborenen Kind große Schäden anrichten. Die Erreger werden übertragen durch Speicheltröpfchen (auch Niesen oder Husten). Die ersten Symptome zeigen sich 2-3 Wochen nach einer Ansteckung. Ansteckend ist die Erkrankung 7 Tage vor dem Auftreten der Symptome bis 4 Tage nach dem Auftreten der Symptome.

Symptome sind im Frühstadium allgemeines Unwohlsein, Halsschmerzen, Fieber, Kopfschmerzen und eine laufende oder verstopfte Nase. Anschließend zeigen sich Hautsymptome wie geschwollene Halslymphknoten und ein roter juckender Ausschlag. Bei diesem Ausschlag handelt es sich um kleine hellrote Punkte am ganzen Körper. Die Punkte fließen zu Flecken zusammen. In seltenen Fällen kann es zu schmerzenden Gelenken kommen.

Die Röteln sind schulmedizinisch nicht therapierbar, aber auch Röteln sind meldepflichtig. Es können Komplikationen auftreten wie Durchfall, Erbrechen, Mittelohrentzündung und in sehr seltenen Fällen Lungenentzündung, Herzmuskelentzündung, Hirnentzündung sowie Blutgerinnungsstörungen.

Bei einer Schwangeren, die sich mit Röteln infiziert hat, kann es zu folgenden Schäden beim ungeborenen Kind kommen: Taubheit, grauer Star, Herzprobleme, Hirnschäden oder zu einer Fehlgeburt. Eine Therapie kann nur das Fieber reduzieren und Eltern sollten auf ausreichende Flüssigkeitszufuhr achten. Eine Rötelninfektion gewährt einen lebenslangen Schutz vor einer erneuten Erkrankung.

Naturheilkundlich sind keine Behandlungsmaßnahmen beim Kind erforderlich.

Dreitagefieber

Das Dreitagefieber ist eine virale Infektion, die sehr häufig bei Kleinkindern auftritt, oft schon in der zweiten Hälfte des ersten Lebensjahres. Der Erreger verbreitet sich durch eine Tröpfcheninfektion. Bis zum Auftreten von Krankheitssymptomen können 7-17 Tage vergehen nach Kontakt mit dem Erreger. Symptomatisch bekommt das Kind plötzlich hohes Fieber (39 –40 °C). Das Kind ist in seinem Allgemeinbefinden nicht beeinträchtigt. Nach 3-4 Tagen geht das Fieber innerhalb von Stunden zurück. Wenn das Fieber auftritt, erscheint ein fleckiger roter Ausschlag, der an Röteln oder Masern erinnert und den ganzen Körper befällt, nach 2 Tagen verschwindet der Ausschlag. Wenn der Ausschlag auftritt, ist die Ansteckungsgefahr vorbei. Bis zu 95 % aller Kinder haben bis zum 3. Lebensjahr diese Erkrankung durchgemacht und sind lebenslang vor einer erneuten Infektion geschützt. Die Erkrankung ist harmlos, es kann jedoch zu Fieberkrämpfen kommen.

Da die Erkrankung mit Röteln, Masern oder Scharlach verwechselt werden kann, sollte das Kind einem Arzt vorgestellt werden. Für diese Erkrankung gibt es keine spezielle Therapie.

Das Fieber kann durch Wadenwickel (weiter oben beschrieben) bekämpft werden, bei einer Neigung zu Fieberkrämpfen sollten Fieberzäpfchen oder Saft gegeben werden. Es sollte auf eine ausreichende Flüssigkeitszufuhr geachtet werden. Das Kind sollte zu Hause bleiben, muss aber nicht im Bett bleiben, soweit sein Allgemeinbefinden nicht beeinträchtigt ist.

Hand-Fuß-Mund-Krankheit

Die Hand-Fuß-Mund-Krankheit ist eine virale Infektion. Die Erkrankung tritt überwiegend im Sommer und Frühherbst bei Kindern unter 10 Jahren auf. Die Inkubation beträgt 4-8 Tage. Symptomatisch zeigen sich im Mund- / Lippenbereich sowie an den Handinnenflächen und an den Fußsohlen 5 mm große scharf begrenzte gelb-weiße Bläschen mit einem roten Hof. Sie jucken nicht. Wenn der Mund stark befallen ist, hat das Kind Schluckbeschwerden. Es besteht nur wenig Fieber. Nach 8-16 Tagen ist die Krankheit überstanden.

Wenn das Kind nicht trinken kann, muss ein Arzt Infusionen geben, damit das Kind nicht innerlich austrocknet. Wenn das Kind essen kann, dann sollten die Eltern keine stark gewürzten und säurehaltigen Speisen geben. Warmer Tee kann dem Kind löffelweise gegeben werden. Hilfreich ist es, den Mund mit Salbeitee zu spülen.

Windpocken

Der Erreger der Windpocken ist das Varizella zoster Virus als Tröpfcheninfektion oder durch das Berühren der Blasen. Die Erkrankung tritt vor allem im Alter von 2-6 Jahren auf, kann aber auch im späteren Leben auftreten. Bei Kindern verläuft sie meist mild und ist von kurzer Dauer. Symptome treten nach 10-21 Tagen nach Kontakt mit dem Erreger auf. Ansteckend ist die Erkrankung 2-3 Tage vor dem Auftreten der Blasen und 5 Tage nach dem Erscheinen des Ausschlags. Der Ausschlag besteht aus kleinen roten Papeln, die sich bald mit einer klaren Flüssigkeit füllen. Im späteren Stadium zeigen sich Bläschen, die teilweise überkrustet sind, daneben sind am ganzen Körper neue Papeln zu finden (charakteristische Bezeichnung für die Windpocken ist „Sternenhimmel": Papel – Bläschen - Kruste).

Der Krankheitsbeginn ist gekennzeichnet durch allgemeines Unwohlsein, Appetitlosigkeit, leichtem Kopfschmerz und Fieber. Die Papeln jucken stark, sie sollten nicht aufgekratzt werden, denn dies führt zur Narbenbildung und die Wunde kann sich mit Bakterien infizieren. Mögliche Komplikationen sind die Entstehung einer Lungenentzündung oder einer Ohrenentzündung. Ganz selten können Windpocken zu einer Hirnhautentzündung, Hirnentzündung oder Herzmuskelentzündung führen.

Ein Arzt sollte aufgesucht werden, um die Diagnose zu sichern und wenn das Kind jünger als einen Monat ist. Ferner, wenn Hautinfektionen auftreten, die evtl. mit Antibiotika behandelt werden müssen oder das Immunsystem des Kindes geschwächt ist z. B. durch die Einnahme von Steroiden oder bei einer Chemotherapie.

Kinder mit Windpocken sollten keinen Kontakt zu Schwangeren haben, denn der Erreger kann das ungeborene Kind schädigen oder sogar die Schwangere selbst.

Der Arzt wird eine zinkhaltige Schüttelmixtur gegen den Juckreiz verschreiben. Nur bei schweren Verläufen wird er ein antivirales Medikament verschreiben. Innerhalb von 7-10 Tagen heilen die Windpocken ab. Wer einmal die Windpocken durchgemacht hat, besitzt einen lebenslangen Schutz. Der Erreger verbleibt jedoch im Körper im Nervensystem. Er kann in einem späteren Lebensabschnitt erneut hervortreten und die Gürtelrose verursachen.

Eltern sollten ihrem Kind besonders bei Fieber viel Flüssigkeit geben. Wenn das Kind fieberfrei ist, dann hilft gegen den Juckreiz ein kühles Bad. Bei Schmerzen kann Paracetamol als Zäpfchen oder Ibuprofensaft gegeben werden, dies senkt auch das Fieber. Die Mundschleimhaut kann wund sein, dann sollte salz- und säurehaltige Nahrung vermieden werden. Zuckerfreie Bonbons oder Eis beruhigen die Schleimhaut. Die Fingernägel des Kindes sollten kurz geschnitten werden, damit das Kind sich nicht die Bläschen aufkratzt.

Naturheilkundlich kann die Einreibung mit einer Eichenrinden-Lotion empfohlen werden. Sie bewirkt ein Zusammenziehen der Haut und die Pocken heilen schneller ab, der Juckreiz wird milder. Wenn die Krusten abfallen, kann auch mit Eichenrindenzusatz gebadet werden. Falls der Mund stark juckt, so hilft die Mundspüllösung Ratanhia oder noch einfacher das Gurgeln mit Salzwasser.

Scharlach

Scharlach-Erreger sind Bakterien, Streptokokken. Sie entstehen meist nach einer Halsentzündung. Anstecken kann man sich durch eine Tröpfcheninfektion aus der Atemluft oder wenn die erkrankte Person niest. Nach der Ansteckung dauert es 1-4 Tage, bis sich die Symptome zeigen. Die Erkrankung verläuft meistens mild. Als Komplikationen sind denkbar eine Lungen-, Nieren-, oder Ohrenentzündung, wie auch rheumatisches Fieber. Die Symptome sind Fieber, Halsschmerzen oder eine Hautinfektion. Nach ca. 1-2 Tagen bildet sich ein Ausschlag, bestehend aus roten Punkten, anfangs verstärkt im Brust- und Nackenbereich, später am ganzen Körper. Der Ausschlag wird rosa und fühlt sich rau an. Typisches Krankheitszeichen sind rote Wangen mit einer Blässe um den Mund herum. Die Zunge ist blass und trägt rote Pünktchen. Sie schält sich später und ist dann rot und angeschwollen. Kopfschmerzen und geschwollene Halslymphknoten können begleitend auftreten.

Da Scharlach bakteriell verursacht wird, bekommt das Kind vom Arzt Antibiotika, in der Regel für 10 Tage. Das Fieber kann mit Paracetamol oder Ibuprofen gesenkt werden. Das Kind sollte viel trinken und ca. 5 Tage nach Beginn der Antibiotikatherapie Zuhause bleiben. Nach einer Woche geht es dem Kind wieder gut. Die Haut schält sich, dies kann bis zu 6 Wochen nach Verblassen des Ausschlags anhalten.

Die generelle Behandlung der Scharlach-Erkrankung mit Antibiotika ist fragwürdig. Streptokokken können zwar laut Schulmediziner schnell und zuverlässig mit Antibiotika behandelt werden. Nach einer 10-tägigen Behandlungsdauer kann man wenige Wochen später positive Rachenabstriche feststellen. Kinder, die Antibiotika erhalten haben, leiden zwar nicht mehr an Scharlach, dafür haben sie verstärkt andere Infekte. Insgesamt verkürzt sich die Erkrankungsdauer auf 10 Tage, während Kinder ansonsten 3 Wochen brauchen, bis sie vollständig gesund sind. Der Verlauf der Scharlach-Erkrankung ist milder und Folgekomplikationen wie eine Entzündung der Herzinnenhaut treten seltener auf. Wer sein Kind gut zu Hause pflegen kann und darauf achten kann, dass es sich auch nach überstandener Erkrankung nicht überanstrengt, kann auf Antibiotika verzichten.

Ringelröteln

Die Ringelröteln sind eine Viruserkrankung mit dem Erreger Parvovirus B19. Die Übertragung erfolgt über eine Tröpfcheninfektion, wenn erkrankte Personen husten oder niesen. Die Ringelröteln sind weit verbreitet, ca. 80 % aller Erwachsenen haben diese Erkrankung als Kind durchgemacht und sind anschließend lebenslang immun dagegen.

Die Symptome treten ca. 4-14 Tage nach einer Ansteckung auf, die Ansteckungsgefahr ist kurz vor dem Ausbruch der Erkrankung am größten. Die Erkrankung verläuft mild, Komplikationen sind denkbar, wenn eine Schwangere ohne Immunität sich ansteckt. Zu den Symptomen gehören hohes Fieber, Müdigkeit, Unwohlsein und Halsschmerzen. Nach 3-7 Tagen kommt es zu einem hellroten Ausschlag auf beiden Wangen, der sich innerhalb von 1-4 Tagen auf den ganzen Körper ausbreitet. Der Ausschlag ist leicht erhaben und mit einem unangenehmen Juckreiz verbunden.

Eine eigentliche Therapie gibt es bei Ringelröteln nicht. Das Fieber kann mit Paracetamol oder Ibuprofen gesenkt werden, auf eine ausreichende Trinkmenge ist zu achten. Wenn der Ausschlag auftritt, dann bessert sich der Allgemeinzustand des Kindes und das Kind muss nicht mehr zu Hause bleiben, da die Ansteckungsgefahr nicht mehr besteht. Um die Ansteckungsgefahr einzugrenzen, sollte auf saubere Hände geachtet werden und niesen oder husten sollte in einem Taschentuch erfolgen. Der Ausschlag kann sich erneut zeigen, wenn das Kind Wärmestrahlen der Sonne ausgesetzt ist.

Hauterkrankungen am Auge

Bindehautentzündung

Die Bindehaut ist die Schleimhaut an der Innenseite der Augenlider. Eine Entzündung macht sich bemerkbar durch Juckreiz, schmerzende und tränende Augen, Lichtempfindlichkeit und rote bis hochrote Augen. Es kann auch zu einem Absondern eines schleimigen oder eitrigen Sekrets kommen.

Die Ursachen für eine Bindehautentzündung sind vielfältig, so kann Staub, Rauch, grelles Sonnenlicht oder aber Viren und Bakterien eine solche hervorrufen. Eine Bindehautentzündung kann daneben auftreten, wenn sich ein Fremdkörper im Auge befindet oder als Begleiterkrankung einer anderen Erkrankung (z. B. Masern oder Allergien).

Wenn nach 2 Tagen keine Besserung aufgetreten ist, sollte das Kind einem Arzt vorgestellt werden. Es gilt zunächst die Ursache herauszufinden, nach der Ursache richtet sich die Therapie. Wenn das Kind angibt, ein Fremdkörpergefühl zu haben, sollte es umgehend einem Augenarzt vorgestellt werden, der den Fremdkörper dann entfernt.

Bei einer Infektion helfen Augentropfen oder Augensalbe.

Bei einer allergischen Reaktion sollte die allergieauslösende Substanz gesucht werden und antiallergische Augentropfen verordnet werden. Sinnvoller ist es, die Allergie mit naturheilkundlichen Mitteln zur Ausheilung zu bringen.

Die Heilung kann unterstützt werden durch das Auswaschen des Auges mit abgekochtem lauwarmem Wasser. Die Abkochung ist erforderlich, um die meisten Krankheitserreger abzutöten. Zum Auswaschen sollte keine Watte verwendet werden, sie hinterlässt Fusseln, besser geeignet ist ein sauberes Geschirrtuch aus Baumwolle oder Leinen. Eine Schmerzlinderung kann erzielt werden durch die Ruhigstellung des betroffenen Auges, hierzu legt man einen Augenklappenverband an. Selbstverständlich sollte das Kind nicht erneut Reizen wie Rauch oder grellem Sonnenlicht ausgesetzt werden.

Homöopathisch haben sich bei der Bindehautentzündung Euphrasia Augentropfen oder Globuli in D4 bewährt. Zur Abschwellung der Schleimhaut kann Apis mellifica in D4 angewendet werden. Als Globuli werden 3-mal täglich 5 Kügelchen gereicht.

Gerstenkorn (Hordeolum)

Aufgrund einer Infektion meist mit Staphylokokken an den Haarwurzeln des Augenlidrandes bildet sich eine akute eitrige Entzündung, das sogenannte Gerstenkorn. Zunächst zeigt sich eine Rötung, dann eine Schwellung im Bereich der Bindehaut entweder am Oberrand oder Unterrand des Augenlides. Nach wenigen Tagen bildet sich eine Eiterpustel, die nach innen oder außen aufbrechen kann. Die Bakterien können in die Blutbahn gelangen oder sich auf die Tränendrüse / Tränensack ausbreiten. Das Gerstenkorn ist ansteckend, daher sollte das Kind nicht daran reiben, es besteht die Gefahr, sich erneut zu infizieren oder andere Keime mit den Fingern in das Auge einzubringen oder die Keime auf das andere Auge zu übertragen.

Der Arzt behandelt ein Gerstenkorn mit einer antibiotischen Salbe, in besonders schweren Fällen kann Antibiotika oral verordnet werden.

Es sollte unter keinen Umständen versucht werden, das Gerstenkorn auszudrücken. Die Krankheitskeime können sich durch diese Maßnahme ungehindert weiter ausbreiten. Eine Bestrahlung mit Infrarotlicht bewirkt ein schnelleres Reifen des Gerstenkorns. Auch hier gilt, kühle und feuchte Augenkompressen wirken schmerzlindernd.

Homöopathisch wirksam ist Staphisagria in D30 zum Krankheitsbeginn, es genügt 1 Tablette.

Im Eiterstadium hilft Pulsatilla in D4 oder Hepar sulfuris in D6 jeweils 5 Globuli 3-mal täglich.

Zusätzlich hilft gegen die Schwellung und Schmerzen Apis mellifica in D4, 3-mal täglich 5 Globuli.

Lidrandentzündung (Blepharitis)

Als Begleiterkrankung einer Erkältung oder als Allergie eines endogenen Ekzems oder aufgrund eines mechanischen Reizes durch Staub- oder Sandkörner kann eine Lidrandentzündung entstehen. Symptomatisch sieht man gerötete Augenlider, besonders am Rand. Die Lider sind geschwollen und häufig mit kleinen Schuppen bedeckt. Es kann zur Krustenbildung kommen, welche die Augen verkleben. Die Lidranddrüsen und Wimpernwurzeln können in Mitleidenschaft gezogen werden. Aus einer Lidrandentzündung kann ein Gerstenkorn entstehen.

Ein Arzt sollte die Diagnose sichern. Durch einen Abstrich kann das Vorliegen einer bakteriellen Infektion überprüft werden. Bestätigt sich dieser Verdacht, können antibiotische Augentropfen verordnet werden.

Eine Besserung des Befindens sollte sich spätestens nach 6 Tagen einstellen. Ist dies nicht der Fall, sollte ein Augenarzt hinzugezogen werden. Eine Fehlsichtigkeit kann eine weitere Ursache der Lidrandentzündung sein. Eine Brille korrigiert die Fehlsichtigkeit.

Die Heilung kann unterstützt werden durch ein 3-4-maliges Abwaschen pro Tag mit einem sauberen Baumwoll- oder Leinentuch der Augen mit lauwarmem Wasser, welches zuvor abgekocht wurde. Verkrustungen sollten gut eingeweicht werden, bevor sie abgewischt werden. Zur Unterstützung der Heilung eignen sich Euphrasia in D3 als Globuli und / oder als Augentropfen.

Allergien

Eine Allergie ist eine Überreaktion des Immunsystems auf einen körperfremden Stoff, der mehrfach in den Körper gelangen muss. Es handelt sich um harmlose Substanzen, die vom Abwehrsystem als Eindringling erkannt werden und Krankheitssymptome auslösen. Die Abwehr erfolgt über Antikörper. Bei einem erneuten Kontakt mit der gleichen „feindlichen" Substanz wurde die Information „fremder Stoff" und „schädlich" gespeichert und die Abwehr beginnt unverzüglich.

Grundsätzlich unterscheidet man Allergien vom Soforttyp und vom Spättyp (es werden insgesamt 4 Allergie-Typen unterschieden). Beim Soforttyp kommt es innerhalb kurzer Zeit zu spezifischen Symptomen wie Hautausschlag, Juckreiz bis hin zu lebensbedrohlichen Zuständen wie z. B. ein allergischer Schock (anaphylaktischer Schock). Beim Spättyp kommt es erst nach Stunden oder Tagen zu einer allergischen Reaktion. Auch hier kommt es zu Hautausschlägen, Rötungen, Schwellungen, Juckreiz, Sekretbildung oder anderen Entzündungszeichen. Im Regelfall bleibt die allergische Reaktion auf den Ort der Kontaktstelle beschränkt. Die Reaktion klingt ab, wenn der Kontakt zum Allergen abgebrochen wird. Es fällt bei Allergikern auf, wenn sie den Kontakt eines Allergens, auf den sie reagieren vermeiden, bilden sie häufig gegenüber anderen Substanzen, mit denen sie häufig in Kontakt kommen, Allergien. Im Laufe der Jahre reagieren sie gegenüber vielen Stoffen allergisch.

Kinder haben eine erhöhte Wahrscheinlichkeit an einer Allergie zu erkranken, wenn ein Elternteil bereits Allergiker ist. Die Wahrscheinlichkeit erhöht sich nochmals, wenn beide Elternteile Allergiker sind. Dabei wird die Allergie nicht als solche vererbt. Die ererbte Veranlagung an einer Allergie zu erkranken bezeichnen Mediziner als Atopie.

Die häufigsten Allergien sind Heuschnupfen, allergisches Asthma, Insektengiftallergien, Nahrungsmittelallergien und allergische Bindehautentzündung. Die häufigsten Allergene sind Pollen, Nahrungsmittel, Medikamente, Hausstaubmilben, Schimmelpilzsporen, Tierhaare, Insektengift und Latex.

Zu den Ursachen der Allergien zählt die Schulmedizin einerseits die erbliche Veranlagung, aber auch Umweltbedingungen. Es ist bekannt, dass Kinder, die auf dem Bauernhof aufwachsen, viel seltener Allergien oder Asthma entwickeln als Kinder, die in der Stadt aufwachsen. Man nimmt an, dass die übermäßige Sauberhaltung der Umgebung von Stadtkindern die Atopie fördert. Das Immunsystem von Kindern ist durch das nahezu Fehlen von Alltagskeimen unterfordert und sucht sich daher ein anderes Betätigungsfeld. Dass Impfungen entscheidend an der Unterforderung beteiligt sind, wird allerdings von Schulmedizinern nicht erwähnt. Die Impfungen nehmen dem Körper den eigentlichen „Kampf" mit echten Krankheitserregern ab. Die Bildung von Antikörpern durch eine Impfung verläuft zu schwach, um das Immunsystem angemessen zu reizen und die intramuskuläre Impfung (Impfung in den Muskel) löst Krankheitszeichen nicht am physiologischen Ort aus (z. B. an der Hautoberfläche oder im Atemtrakt).

Weitere Ursachen der Allergieentstehung werden gesehen in hautbelastenden Tätigkeiten wie häufiges Händewaschen sowie bei einer geschwächten

Hautbarriere. Damit ist Folgendes gemeint: Bestehen Hauterkrankungen unabhängig von der Allergie, so ist die Haut im erhöhten Maße durchlässig für körperfremde Stoffe. Je mehr körperfremde Stoffe in den Körper eindringen, desto größer ist die Wahrscheinlichkeit an einer Allergie zu erkranken.

Naturheilkundler sehen die Entstehung von Allergien deutlich differenzierter. Eine wichtige Ursache ist die Darmbelastung. Der Darm eines Erwachsenen verfügt über ca. 300 qm Fläche. Er ist zu 70 % der Sitz des Immunsystems. Die heutige Ernährung überlastet den Darm gnadenlos. Verursacher der Überlastung sind vor allem Geschmacksverstärker, Zusatzstoffe, aber auch Antibiotika- und Hormonrückstände in Fleisch, Pestizide in Getreide, Obst und Gemüse usw., vor allem ist Zucker für den Darm schädlich.

Zucker ist enthalten in Kuchen, Eis, Süßigkeiten, Cola, Ketchup, Fast Food und in vielen Lebensmitteln, an die man zunächst nicht denken würde wie Wurst und Konserven. Ein Fruchtjoghurt enthält bis zu 6 Zuckerwürfeln pro Becher. Besonders für die Ernährung von Kindern gibt es einen besonderen Markt, z. B. die als so gesund beworbenen Frühstücks-Cerealien, die bei näherer Betrachtung nichts anderes als Süßigkeiten sind oder die Werbekampagnen mit der „Extra-Portion-Milch", die keinen nennenswerten wichtigen Nahrungsbestandteil enthalten. Die ständige Aufnahme von Zucker in Verbindung mit hastigem Essen fördert eine ungesunde Darmflora zugunsten der Fäulnisbakterien, Gärungsbakterien und Pilze. Die gesunde Darmflora wird zunehmend verdrängt.

Begünstigt wird dieser Prozess nochmals durch die ständige Gabe von Antibiotika. Antibiotika kann man leider nicht mit einer SMS oder Ähnlichem versehen und in den Körper dorthin entsenden, wo sie wirken sollen. So vernichten die Antibiotika nicht nur krankmachende Bakterien, sondern eben auch die nützlichen Keime im Darm. Sicherlich gibt es Anwendungsgebiete, die einen Antibiotika-Einsatz zwingend erforderlich machen. Leider neigen Kinderärzte bei allzu vielen Erkrankungen ohne Dringlichkeit (Bagatellerkrankungen) ebenso zum Einsatz der Antibiotika. Die Entwicklung eines neuen Antibiotikums dauert im Schnitt 10 Jahre. Bereits nach 3 Jahren bestehen resistente Keime. So ist die Zunahme von Bakterienarten, die jedem Antibiotikum gegenüber resistent sind, nicht verwunderlich. Die unnatürliche Darmflora durch die genannten Fäulnis- und Gärungsbakterien und Pilze führt zu einer Belastung von Giftstoffen, die durch den Stoffwechsel der Mikroorganismen freigesetzt werden. Dazu zählen Methangas, Indol, Phenol, Skatol, Fuselalkohole und andere giftige Substanzen für den Menschen. Giftstoffe werden normalerweise von der Leber gefiltert und ausgeschieden. Bei einer ungünstigen Konstitution und einer zu großen Menge an Giftstoffen können wegen der Überlastung der ausscheidenden Organe diese Giftstoffe nicht mehr einfach den Körper verlassen. Die Gifte werden mit dem Blut oder der Lymphe im Körper verteilt und lagern sich im Gewebe ab, dies bezeichnet man als „Verschlackung".

Die Verschlackung behindert den normalen Stoffwechsel und irritiert das Immunsystem, häufig erkennbar an psychisch-emotionalen Auffälligkeiten. Die Basis für eine allergische Disposition ist durch die Fehlregulation des Immunsystems geschaffen. Die Verschlackung ist leider nicht durch Untersuchung laborchemischer Parameter oder Bildgebung zu diagnostizieren, die Irisdiagnose ist hingegen ein geeignetes Verfahren zur Erkennung einer Verschlackung.

Weitere Ursachen werden naturheilkundlich gesehen in einer Immunschwächung durch Impfungen, einem übertriebenen Einsatz von Antibiotika, von verschiedenen Medikamenten, Schwermetall-Belastungen (auch durch Amalgam-Zahnfüllungen), durch chronische Entzündungsherde vor allem im Bereich des Kopfes, Elektrosmog und durch psychische Belastungen und Stress.

Elektrosmog ist in der Wissenschaft sehr umstritten. Man weiß aber ziemlich sicher, die elektromagnetischen Wellen und Felder von Funktelefonen, EDV und Hochspannungsleitungen haben einen direkten Einfluss auf die Psyche. Sie beeinflussen vor allem die Hirnanhangdrüse (=Epiphyse), die das Hormon Melatonin produziert und die Thymusdrüse, die bestimmte Abwehrzellen produziert (T-Lymphozyten). Die Bedeutung von Melatonin ist noch nicht endgültig geklärt, man geht von einer Steuerung des Tag-Nacht-Rhythmus aus und spricht ihr eine krebshemmende Eigenschaft zu. Werden durch die Strahlung diese beiden Drüsen gestört, so sind nicht nur Schlafstörungen, Tagesmüdigkeit und Depressionen die Folge, sondern auch eine Schwächung des Immunsystems.

Therapie

Schulmedizinisch gelten Allergien als nicht heilbar, man beschränkt sich in der Therapie auf die Behandlung der Symptome. Grundsätzlich soll versucht werden, das Allergen zu meiden. Bei einigen Allergieformen ist dies umsetzbar, bei anderen völlig unrealistisch.

Eine wichtige Therapie der Schulmedizin ist die Hyposensibilisierung. Hier wird dem Patienten das Allergen in sehr geringen Dosierungen verabreicht, sodass der Körper sich an das Allergen gewöhnen kann. Der Nachteil ist, die Behandlung ist sehr zeitintensiv und funktioniert nicht bei allen Allergien, am besten bei einer Pollen- oder Insektengiftallergie. Außerdem mag sie im günstigsten Fall eine Toleranz auf das Allergen bewirken, aber die Grunderkrankung bleibt völlig außen vor. Liegen mehrere Allergien vor, so ist eine Hyposensibilisierung kaum umsetzbar. In diesem Fall wie auch bei einer Unmöglichkeit das Allergen zu meiden, wird nur medikamentös gegen die Symptome vorgegangen.

Naturheilkundlich geht es weniger darum die bloßen Symptome zu beseitigen, sondern Ziel ist es, die Ursachen aufzudecken und die Allergie auszuheilen. Da die Ursachen sehr vielfältig sind, kann nur eine individuelle Untersuchung zum Ziel führen. Es kann erforderlich sein, 2 Heuschnupfenallergiker völlig unterschiedlich zu behandeln. Es ist notwendig, die Bindegewebsverschlackung zu beseitigen, das Immunsystem zu stärken und die Psyche zu harmonisieren. Es genügt nicht, ein Medikament zu verordnen, vielmehr ist eine therapeutische Behandlung erforderlich in Verbindung mit einer Umstellung der Lebensgewohnheiten, also die Mitwirkung des Patienten ist gefragt. Die auftretenden Symptome sind zu sehen als ein Hinweis auf Störungen im Körperinneren, deren Ursachen erkannt werden müssen, will man eine dauerhafte Heilung erzielen. Die Ursachenfindung ist zeitaufwendig und eines muss klar sein: Heuschnupfen ist mehr als eine Nasenerkrankung, Asthma ist nicht nur eine Lungenerkrankung und Neurodermitis ist mehr als eine bloße Hauterkrankung. Der eingeschränkte Fokus der Schulmedizin führt zwangsläufig in die Sackgasse, wenn es darum geht, eine Erkrankung auszuheilen.

Eine gute Prophylaxe zum Schutz eines Kindes vor Allergien ist, wenn die Mutter während der Schwangerschaft nicht raucht und nach der Geburt das Kind stillt. Kinder sollten nach Möglichkeit auch öfter mal im Schmutz draußen spielen, das trainiert ihr Abwehrsystem.

Schlussbemerkung

Hauterkrankungen sind sowohl bei Erwachsenen als auch bei Kindern weit verbreitet. Einige Hautkrankheiten treten überwiegend im Baby und Kleinkindalter auf, weil die Haut noch sehr empfindlich und das Immunsystem noch keinen ausreichenden Schutz bietet.

Bei komplizierten Hauterkrankungen ist eine schulmedizinische Behandlung angeraten und unverzichtbar. In leichteren Fällen ist eine Hauterkrankung im Kindesalter auf naturheilkundliche Art behandelbar. Die schulmedizinische Behandlung kürzt den Krankheitsprozess meist ab. Sie beinhaltet aber den Nachteil schädigende Medikamente einzusetzen und kümmert sich nicht um die Selbstheilungskräfte der Kinder.

Krankheit ist grundsätzlich bei jedem Menschen als ein Prozess zu verstehen, bei dem etwas aus dem Gleichgewicht geraten ist. Daher sollten Symptome wie Appetitlosigkeit, Fieber, Erschöpfung usw. nicht unterdrückt werden. Die Symptome sind erforderlich, damit sich der Organismus regenerieren kann und sein Gleichgewicht zurückfindet. Bei dem Prozess das Gleichgewicht wiederzufinden, zeichnen sich Naturheilverfahren besonders aus, denn sie ermöglichen mit sanften Methoden die Förderung des Selbstheilungsprozesses. Andererseits erfordern sie mehr Zeit, Geduld der Eltern und eben auch die Bereitschaft Verantwortung zu übernehmen. Nur wenn die kindlichen Abwehrkräfte überfordert sind, sollten nebenwirkungsreiche Medikamente zum Einsatz kommen.

In einer Gesellschaft, in der häufig beide Elternteile arbeiten oder alleinerziehend sind, kann eine ausschließliche naturheilkundliche Behandlung schwierig werden. Nicht immer hat man dann die Möglichkeit, das kranke Kind zu pflegen – auf Kosten der Gesundheit der Kinder mit Folgen, die sich mitunter erst in ihrem Erwachsenendasein zeigen werden.

Für eine gesunde Entwicklung ist eine vollwertige, abwechslungsreiche Ernährung wichtig, denn durch eine dauerhafte Fehlernährung sind körperliche Schäden die Folge. Bewegung, Spiele und frische Luft sind weitere Elemente, welche die Gesundheit der Kinder unterstützen.

www.ingramcontent.com/pod-product-compliance
Lightning Source LLC
Chambersburg PA
CBHW062159290526
45791CB00017B/1237